U0100323

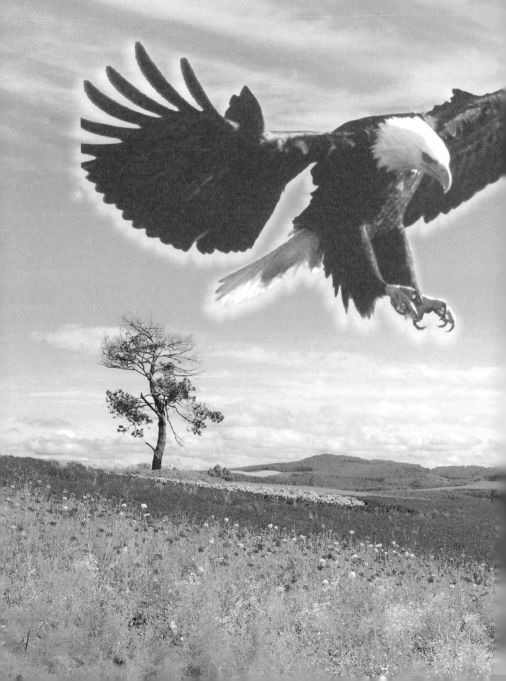

大展好書　好書大展
品嘗好書　冠群可期

大展好書　好書大展

品嘗好書　冠群可期

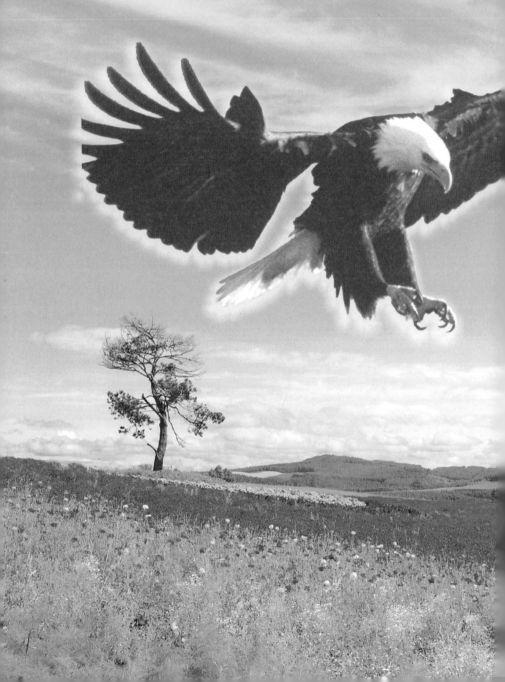

大展好書　好書大展
品嘗好書　冠群可期

大展好書　好書大展
品嘗好書　冠群可期

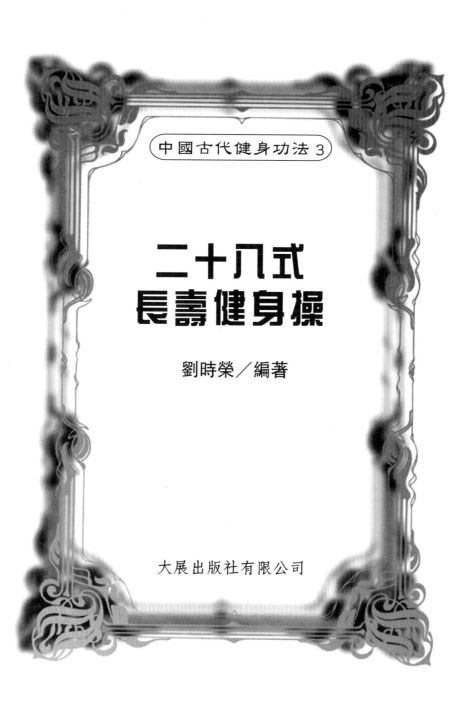

中國古代健身功法 3

二十八式長壽健身操

劉時榮／編著

大展出版社有限公司

目　錄

二十八式長壽健身操體療效能說明 ………… 5

套路名稱 ……………………………………… 7

基本動作 ……………………………………… 9

　第 一 式　原地踏步 ………………… 9

　第 二 式　晃　腰 ………………… 11

　第 三 式　拍　腹 ………………… 14

　第 四 式　打　肩 ………………… 16

　第 五 式　頂天立地 ………………… 19

　第 六 式　射　箭 ………………… 21

　第 七 式　甩　臂 ………………… 26

　第 八 式　向後看 ………………… 29

　第 九 式　交叉甩 ………………… 34

　第 十 式　擴　胸 ………………… 37

　第十一式　搖　肩 ………………… 39

　第十二式　搖　膝 ………………… 41

　第十三式　拍　膝 ………………… 44

第 十 四 式　拍三里 ……………………… 48

第 十 五 式　按摩膝蓋 ……………………… 54

第 十 六 式　游　泳 ………………………… 57

第 十 七 式　搖轆轤 ………………………… 61

第 十 八 式　拍　掌 ………………………… 64

第 十 九 式　降　壓 ………………………… 68

第 二 十 式　點面穴 ………………………… 74

第二十一式　梳頭洗面 ……………………… 76

第二十二式　抬步走 ………………………… 78

第二十三式　舞　步 ………………………… 84

第二十四式　交換步 ………………………… 88

第二十五式　拍腎俞 ………………………… 94

第二十六式　舞雙手 ………………………… 97

第二十七式　捧　腹 ………………………… 99

第二十八式　調　整 ……………………… 101

二十八式長壽健身操
體療效能說明

　　長壽健身操是開展全民健身運動的首選健身項目之一，是引導人們走上健身鍛鍊行列的媒體，因為它的口令具備了易懂、易學、易記、順口的特點，配合簡而易行的單一動作，並有節奏，在演練中一字、一拍、一個動作。可獲得應有的體療健身養生效果，因而吸引了不愛運動的人，也能自覺主動地積極參加長壽健身操的鍛鍊，受到了廣大群眾的熱愛和歡迎。

　　數十年的實踐證明，參加演練者達數萬人，凡參練者均不同程度地增強了身體素質，實現了防病抗病的體療保健效果。尤其對一些中老年人，原來體質較差，透過堅持長期鍛鍊，均取得了患者康復、健者更健的良好功效，大家一致認為它是一套自醫、自療、自我保健、自我康復的健身操。

在全民健身運動中發揮了推波助瀾的作用，做出了卓越的貢獻。

下面將演練方法及注意事項分述如下：

1.長壽健身操共有 28 式，各式動作及健身效能都編寫在口令詞上。練習時都要隨著口令做動作。每一式分為四段，每段分解八拍，每一拍為一字（即一拍一字一個動作）。

2.每式分 1、2 兩式共為 8 段 64 拍（個別式分有 1、2、3 式為 12 段 96 拍）。

3.每式結束後兩臂上舉，雙腳尖提起「吸氣」，吸入新鮮空氣，再隨兩臂下落呼出濁氣（鼻吸口呼），全套 28 式均在每式終了時即進行呼吸運動。

4.演練時要求：全身放鬆，身體正直，呼吸自然，上虛下實。上虛是指臍以上的部位要虛靈，似空靈無物；下實是指臍以下的部位要充實，以意引氣下沉，使雙腿有良好的支配和平衡能力。要全神貫注，思想集中，持之以恆地堅持鍛鍊，自可達到滿意的健身效果。

套路名稱

第 一 式　　原地踏步
第 二 式　　晃　腰
第 三 式　　拍　腹
第 四 式　　打　肩
第 五 式　　頂天立地
第 六 式　　射　箭
第 七 式　　甩　臂
第 八 式　　向後看
第 九 式　　交叉甩
第 十 式　　擴　胸
第十一式　　搖　肩
第十二式　　搖　膝
第十三式　　拍　膝
第十四式　　拍三里
第十五式　　按摩膝蓋
第十六式　　游　泳

第十七式　　搖轆轤
第十八式　　拍　掌
第十九式　　降　壓
第二十式　　點面穴
第二十一式　　梳頭洗面
第二十二式　　抬步走
第二十三式　　舞　步
第二十四式　　交換步
第二十五式　　拍腎俞
第二十六式　　舞雙手
第二十七式　　捧　腹
第二十八式　　調　整

二十八式長壽健身操

基本動作

第一式　原地踏步

【口令】：

1. 黎明即起身體好，來練長壽健身操。生命在於常運動，堅持鍛鍊百病消。

2. 黎明即起身體好，來練長壽健身操。生命在於常運動，堅持鍛鍊百病消。

一、二、三、四，一、二、三、三、四，……

【動作】：

全身放鬆，兩手鬆握拳、屈肘略向前上抬，似跑步狀，同時兩腳上下輪流抬起、踏步，如此左右交替踏步走，如圖1～圖3。

【機理】：

四肢交替伸展，能通經活絡、活躍關節，

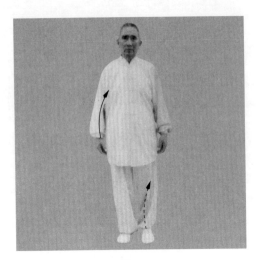

圖 1

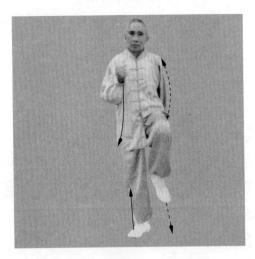

圖 2

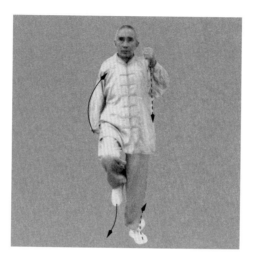

圖3

全身放鬆可提神、醒腦，最後隨節奏呼喊一二三四呼出濁氣，吸入新鮮空氣，有利吐故納新。

第二式　晃　腰

【口令】：

1.雙手叉腰左右晃，疏導腰肌血流量。左搖右晃舒筋絡，活躍腰脊骨強壯。

2.雙手叉腰左右晃，疏導腰肌血流量。左搖右晃舒筋絡，活躍腰脊骨強壯。

【動作】：

雙手叉腰，以腰為軸帶動腰肌、軀幹，先以逆時針向左轉圈，第二段再順時針向右轉圈……見圖4～圖6。

【機理】：

舒展腰脊椎關節活躍，帶動髖關節運轉，增加腰肌血流量，起到強筋壯骨，按摩內臟，消除腰肌疲勞的作用。

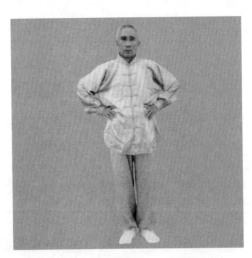

圖4

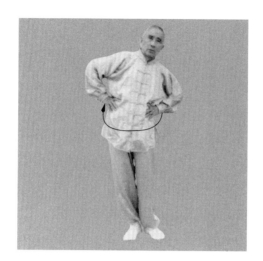

圖 5

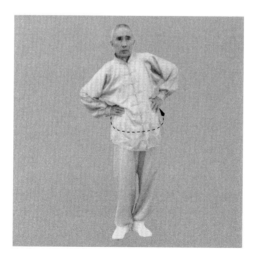

圖 6

第三式　拍　腹

【口令】：

1. 右掌拍後左拍前，後拍命門前丹田。震動五臟和六腑，氣血運行得循環。

2. 左掌拍後右拍前，後拍命門前丹田。震動五臟和六腑，氣血運行得循環。

【動作】：

雙掌左右交替前拍丹田穴，後拍命門穴，要求穴位準確，手腕稍用力。見圖 7～圖 9。

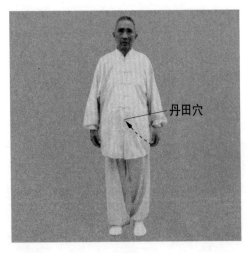

丹田穴

圖7

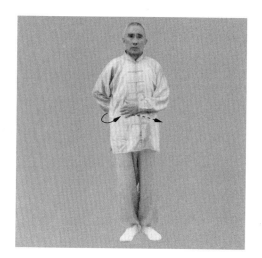

圖 8

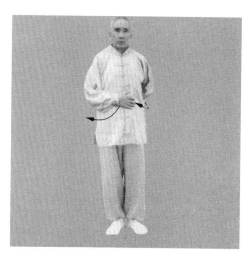

圖 9 正面

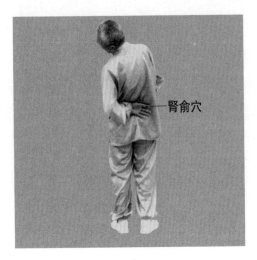

圖9 背面

【機理】：

命門穴在第二、三腰椎之間，是培元補腎、通利腰脊要穴；丹田穴在臍下一寸三分，藏氣之元，促進腹部氣血暢通、消除胸悶、氣短，促進腸蠕動。

第四式　打　肩

【口令】：

1.左掌拍打右肩膀，右手回拍左肩上。拍肩打背壯筋骨，活躍肩胛氣血暢。

2. 右掌拍打左肩膀，左手回拍右肩上。拍肩打背壯筋骨，活躍肩胛氣血暢。

【動作】：

左手掌經胸前拍打右肩肩井穴（在頸與肩頂之間），同時右手掌拍打左肩井穴，左右手掌交替拍打。見圖 10～圖 12。

【機理】：

肩井穴防治中風偏癱、肩周炎，可調理氣血，解除肩背酸痛。

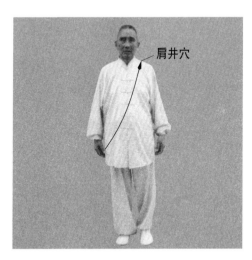

肩井穴

圖 10

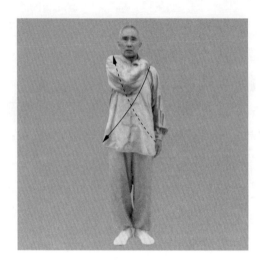

圖 11

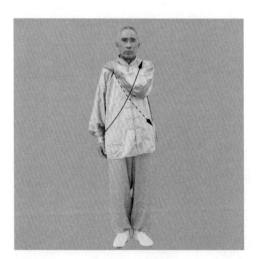

圖 12

第五式　頂天立地

【口令】：

1. 兩手上托力頂天，雙掌下按地平川。伸筋活絡消疲憊，精神煥發心胸寬。

2. 兩手上托力頂天，雙掌下按地平川。伸筋活絡消疲憊，精神煥發心胸寬。

【動作】：

兩手指交叉相扣，手心向上舉，用力上托，再躬腰向下按地，如此交替進行。見圖13～圖15。

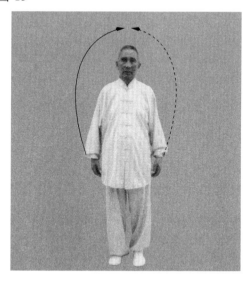

圖 13

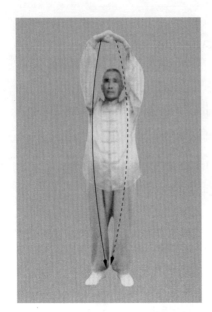

圖 14

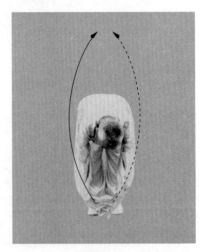

圖 15

【機理】：

　　兩手用力上托，帶動全身上拔，腳跟提起，可動員全身軀幹伸筋活絡，同時也促進和調整內臟各器官機能的活躍。在躬腰按地時消除腰肌疲勞，同時也配合上述功能，提高全身氣血運行。

第六式　射　箭

【口令】：

　　1.馬步屈肘臂平胸，左右伸縮似張弓。伸筋活絡舒腰背，寬胸理肺氣血通。

　　2.馬步屈肘臂斜上，上下伸縮射箭樣。伸筋活絡腰背利，寬胸理氣身強壯。

【動作】：

　　1.騎馬姿勢，雙臂屈肘，胸前握拳，拳心朝裡，拳面相對，隨口令一拍左手向左平伸出，同時右手向右回拉（似射箭式，伸拉時稍用力），下一拍右手向右平伸出，同時左手向左回拉（似射箭式，伸拉時稍用力），如此反覆。

　　2.①騎馬姿勢同前，兩臂屈肘，先向左前

方向斜上，拳面相對，口令一拍左手向左前上方斜上伸出，同時右手向右斜下方回拉，目視斜上方，共二段（16 拍）；②相反方向，兩臂屈肘，斜向右前上方斜上伸出，同時右手向左斜下方回拉，目視斜上方，共二段（16 拍）。見圖 16～圖 23。

【機理】：

胸部，中醫理論屬上焦，除頭部以外，上焦是全身重要部位。由擴胸伸臂可增強胸、肋和肩、臂肌肉，加強呼吸和血液循環。

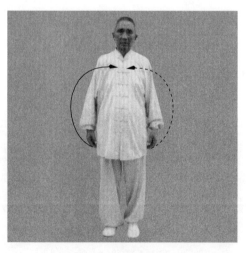

圖 16

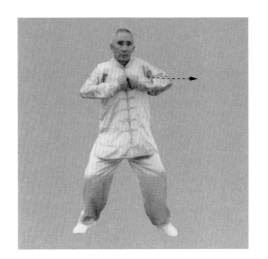

圖 17

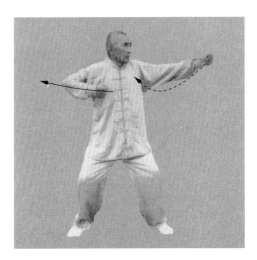

圖 18

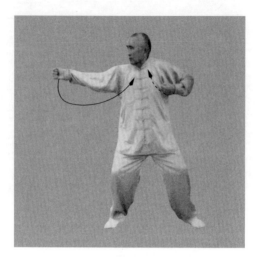

圖 19

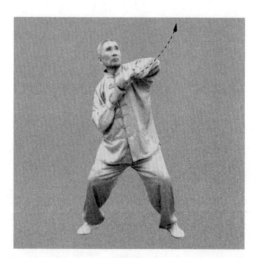

圖 20

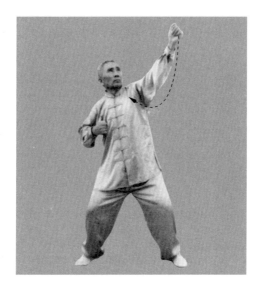

圖 21

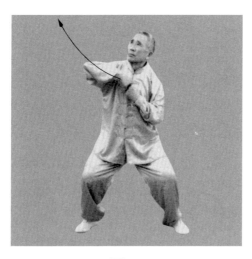

圖 22

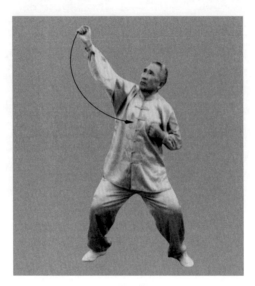

圖 23

第七式　甩　臂

【口令】：

1. 雙臂前後甩過頭，寬胸舒臂解悶愁。伸筋活絡臂力增，舒展肢體氣血流。

2. 雙臂左右甩過頭，寬胸舒臂解悶愁。伸筋活絡臂力增，舒展肢體氣血流。

【動作】：

1. 兩腳原地踏步，雙臂向前上甩臂過頂，下至臀後。

2.左腳向右蓋步，雙臂同時先向左前上方甩過頂，右腳向左前方蓋步，雙臂向右前上方甩過頂，如此交替向左右前上方甩臂。見圖24～圖27。

【機理】：

活躍肩肘關節，增強手指末梢神經血流量，並能寬胸理氣，活躍經絡運行。

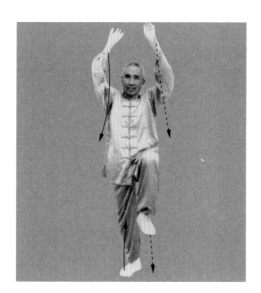

圖24

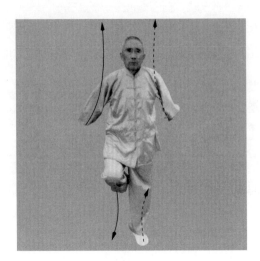

圖 25

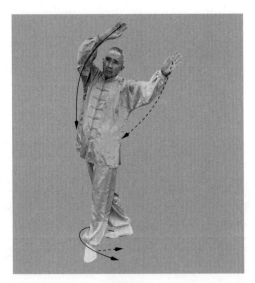

圖 26

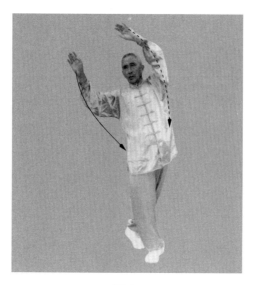

圖 27

第八式　向後看

【口令】：

1. 舉臂扭腰向後看，手拍雙髖左右轉。防治落枕頸椎病，腰背酸疼可消散。

2. 舉臂扭腰向後看，手拍雙髖左右轉。防治落枕頸椎病，腰背酸疼可消散。

【動作】：

雙手同時拍環跳穴（左、右髖）後，左手向右上方抬過頭，手心朝前，同時腰背向右後

方扭轉，目視腳跟，同時右手向後穿插腰部，手心向後。另側動作相同方向相反，如此反覆交替進行。見圖28～圖35。

【機理】：

對腰、肩、肘、脊柱諸關節往返活動，防止各部位的骨質增生（骨刺）。雙手拍雙髖部（環跳穴）防治腰脊腿痛及坐骨神經痛。

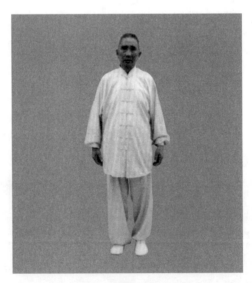

圖28

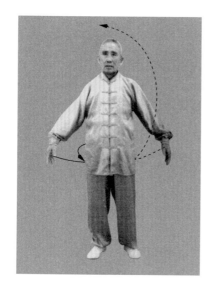

圖 29

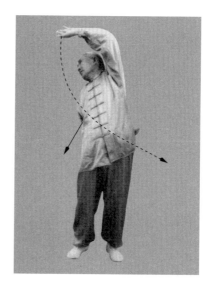

圖 30

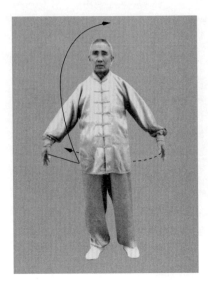

圖 31

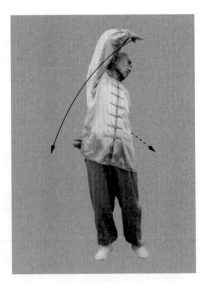

圖 32

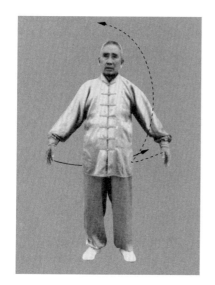

圖 33

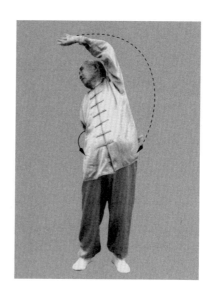

圖 34

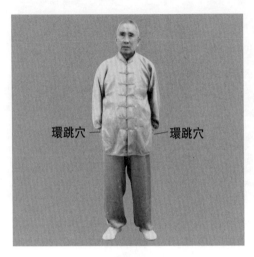

環跳穴 —— —— 環跳穴

圖 35

第九式　交叉甩

【口令】：

1. 雙臂腹前交叉甩，兩腳原地踏步踩。活動肢體關節利，強身健體塑風采。

2. 雙臂腹前交叉甩，兩腳原地踏步踩。活動肢體關節利，強身健體塑風采。

【動作】：

雙臂在腹前向左右上方平甩，左右臂一裡一外交替甩出，兩腳原地踏步。見圖 36～圖 39。

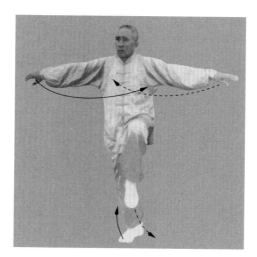

圖 36

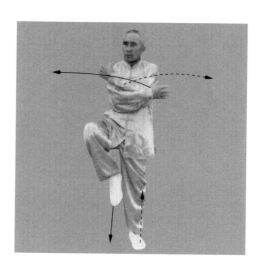

圖 37

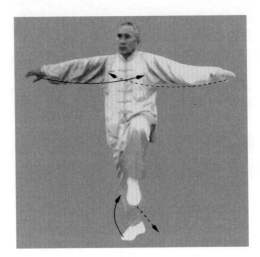

圖 38

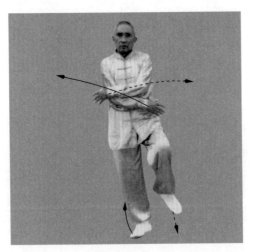

圖 39

【機理】：

四肢關節在左右搖擺活動中，使氣血充分運行，貫通四肢，使末梢神經的血液加快循環。

第十式　擴　胸

【口令】：

1. 兩臂平肩來擴胸，左右伸縮身輕鬆。擴胸增加肺活量，舒臂運肘氣血通。

2. 兩臂平肩來擴胸，左右伸縮身輕鬆。擴胸增加肺活量，舒臂運肘氣血通。

【動作】：

兩臂屈肘上舉與肩平，肩、肘關節用力向外伸縮舒展。見圖 40～圖 42。

【機理】：

伸縮運動防治肩、肘關節疾患，並舒張肺部，增加肺活量。

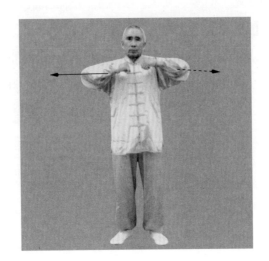

圖 40

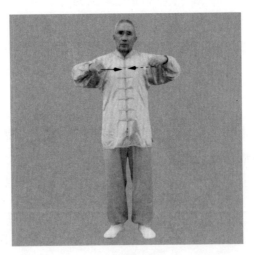

圖 41

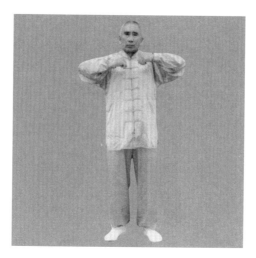

圖 42

第十一式　搖　肩

【口令】：

1. 抬起兩臂搖雙肩，上下左右轉圓圈。肩胛神經肩周病，長期搖動自然安。

2. 抬起兩臂搖雙肩，左右上下轉圓圈。肩胛神經肩周病，長期搖動自然安。

【動作】：

雙臂屈肘提於肩平，以雙側肩關節為軸，兩肘尖向外先逆時針左右上下對稱搖動畫圓，然後再順時針搖動畫圓，如此反覆。見圖43、圖44。

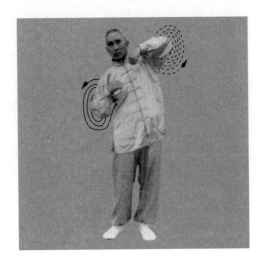

圖 43

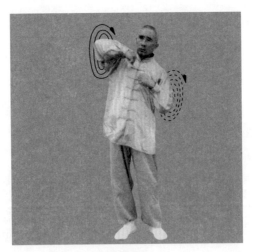

圖 44

【機理】：

活動背、肩、肘部位，防治肩、臂、肘、腕關節病變。

第十二式　搖　膝

【口令】：

1. 兩手左右搖雙膝，下肢疼痛病可醫。風濕炎症得緩解，步履穩健增腿力。

2. 兩手裡外搖雙膝，下肢疼痛病可醫。風濕炎症得緩解，步履穩健增腿力。

【動作】：

1. 躬身屈膝，兩手分別搖按左右膝蓋，先左轉、再右轉，如此交替。

2. 由內向外側對稱旋轉，再由外向內側對稱旋轉。見圖45～圖49。

【機理】：

加強膝關節活動，增強腰、腿、膝、足功能，防止膝、足痿軟酸痛乏力及鶴頂風等症。

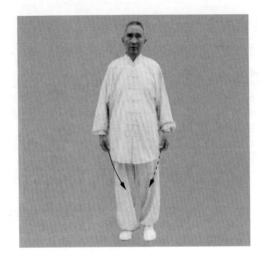

圖 45

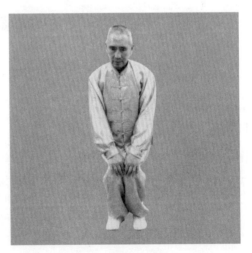

圖 46

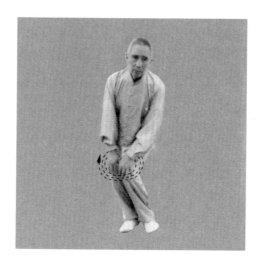

圖 47

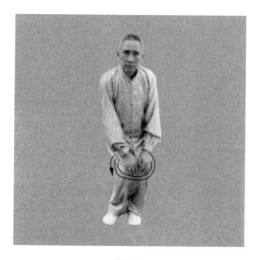

圖 48

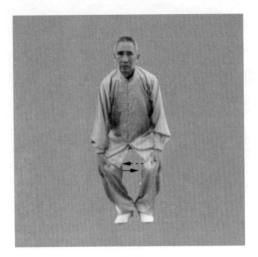

圖 49

第十三式　拍　膝

【口令】：

1. 兩腿酸疼步難邁，躬身雙掌拍膝蓋。拍動鶴頂和膝眼，活血化瘀收效快。

2. 兩腿酸疼步難邁，躬身雙掌拍膝蓋。拍動鶴頂和膝眼，活血化瘀收效快。

【動作】：

1. 兩腿分開，與肩同寬，躬身，左右雙掌交替拍兩膝蓋。見圖50～圖52。

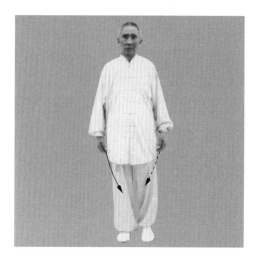

圖 50

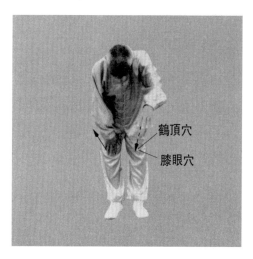

鶴頂穴

膝眼穴

圖 51

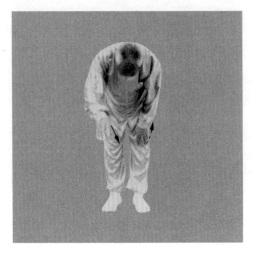

圖 52

2. 練完上式改為馬步姿勢，挺胸，雙掌交替拍兩膝蓋。見圖 53、圖 54。

【機理】：

人體一般先從下肢衰老，特別膝關節是下肢重要支柱，必須對膝關節加強運動，改善血液循環，才能保證下肢健康。搖膝、拍膝都是加強下肢功能的鍛鍊。

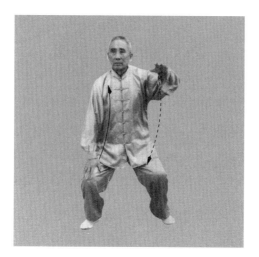

圖 53

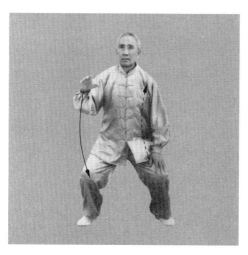

圖 54

第十四式　拍三里

【口令】：

1. 左腿左移拍三里，雙掌對拍強身體。防治肚腹胃腸病，身強體壯心歡喜。

2. 左腿左移拍三里，雙掌對拍強身體。防治肚腹胃腸病，身強體壯心歡喜。

【動作】：

左腳向左橫移半步，左手拍擊左三里穴一拍，右腳再向左移半步，右手拍擊右三里穴一拍，第一段 7 拍；第二段右腳先向右移半步，同時右手拍擊右三里穴，然後是左腳再向右移半步，左手拍擊左三里穴一拍，共八拍反覆進行。見圖 55～圖 65。

【機理】：

足三里是理脾胃、調氣血、補虛弱的健身要穴，主治胃腸病，健脾活胃、降低血壓、神經衰弱及泌尿生殖系統疾病。

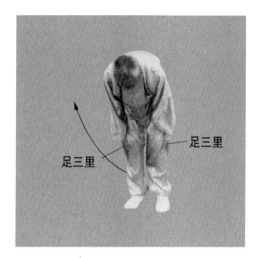

足三里　　足三里

圖 55

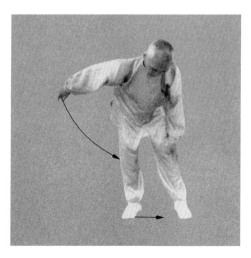

圖 56

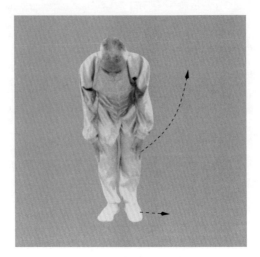

圖 57

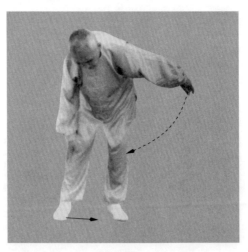

圖 58

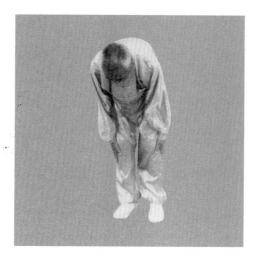

圖 59

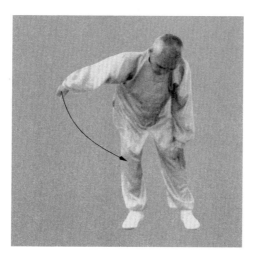

圖 60

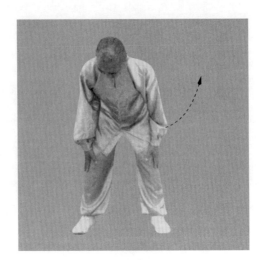

圖 61

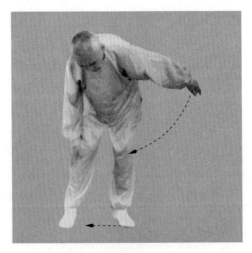

圖 62

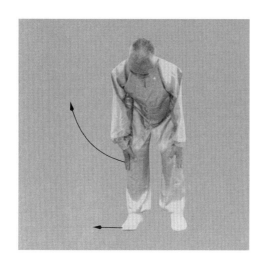

圖 63

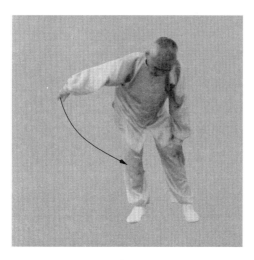

圖 64

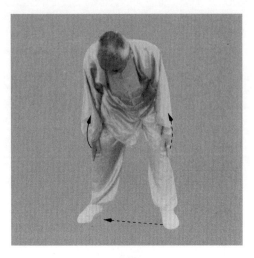

圖65

第十五式　按摩膝蓋

【口令】：

　　1. 躬身按摩膝前骨，上下推拿骨骼舒。伸筋活絡關節利，下肢酸軟即康復。

　　2. 左弓步按膝蓋骨，推拿揉捺氣血舒。伸筋活絡關節利，下肢酸軟即康復。

　　3. 右弓步按膝蓋骨，推拿揉捺氣血舒。伸筋活絡關節利，下肢酸軟即康復。

【動作】：

1. 同口令（略）。

2. 先左弓步，雙手重疊，按摩左膝蓋骨；

3. 再右弓步，按摩右膝蓋骨。見圖66～圖69。

【機理】：

舒展膝關節經絡，促進血液循環，解除下肢膝關節的酸軟疲勞。

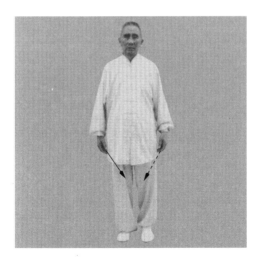

圖66

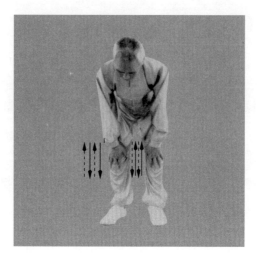

圖 67

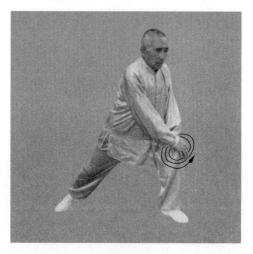

圖 68

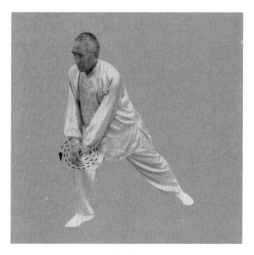

圖69

第十六式　游　泳

【口令】：

　1. 游泳姿勢雙臂伸，脊椎曲直活動筋。左屈右扭腰脊動，調整脊骨宜納新。

　2. 游泳姿勢雙臂伸，脊椎曲直活動筋。左游右擺腰脊動，調整脊骨宜納新。

【動作】：

　1. 左腳向左開半步，比肩稍寬，兩腿微屈，以腰脊椎為軸向左右扭曲，並帶動兩臂以

波浪式徐徐前伸後縮。見圖 70～圖 72。

2. 以腰脊椎為中心向左右往返扭曲，帶動雙臂自右向左、自左返右來回游擺，手心向前進方向推動，如此反覆。見圖 73、圖 74。

【機理】：

脊椎骨是人體主要支柱，承載全身軀幹骨骼的主體，鍛鍊脊椎曲線活動，必然帶動各器官及全身的神經、血管、淋巴諸系統及骨骼韌帶、肌肉的活躍，從而增強各器官機能，提高人體的免疫能力。

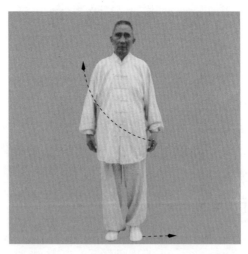

圖70

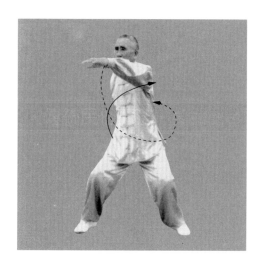

圖 71

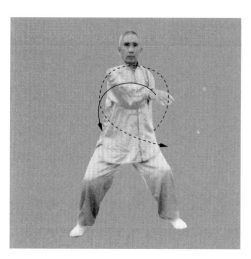

圖 72

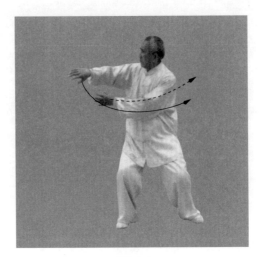

圖73

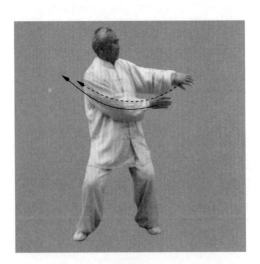

圖74

第十七式　搖轆轤

【口令】：

1. 左腳前弓搖轆轤，前傾後仰練功夫。活躍肩肘舒腰背，調理五臟和六腑。

2. 右腳前弓搖轆轤，前傾後仰練功夫。活躍肩肘舒腰背，調理五臟和六腑。

【動作】：

1. 同口令詞（略），左腳上前一步成左前弓步，兩臂前伸握空拳，每節正搖與反搖交替搖圓圈。見圖 75～圖 77。

2. 右腳上前一步成右前弓步，繼續正反搖圓圈。見圖 78、圖 79。

【機理】：

活動肩、肘、腕、腰、膝、踝等處經絡，並透過前傾後仰，起到按摩和調整內臟的功能。

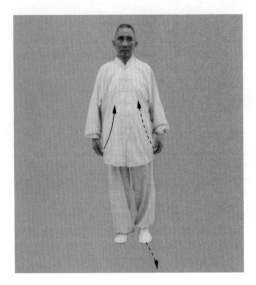

圖 75

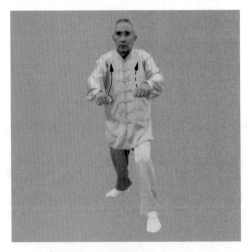

圖 76

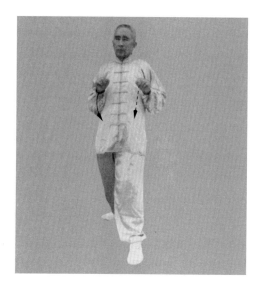

圖 77

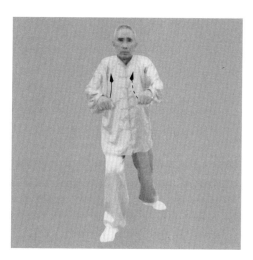

圖 78

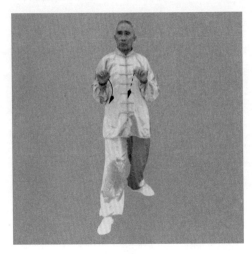

圖79

第十八式　拍　掌

【口令】：

1. 兩腿踏步拍雙掌，上拍下跳情激昂。肌腱發育筋絡舒，身強體壯血脈暢。

2. 兩腿踏步拍手背，互拍手背兩經匯。陰陽調和筋絡舒，老當益壯超百歲。

【動作】：

1. 兩腳有節奏地原地踏步，伴隨兩掌高舉過頭拍掌，再兩掌下落背後拍掌，如此反覆進

行。見圖 80～圖 82。

2. 兩腳有節奏地原地踏步，兩手背對拍，如此反覆。見圖 83、圖 84。

【機理】：

手心有勞宮等穴，手背為手之陰陽兩經交匯之處，拍打手背可調和陰陽，疏通經絡，加速血液循環，防治面部色素、壽斑。

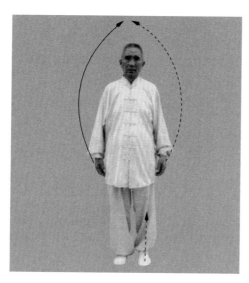

圖 80

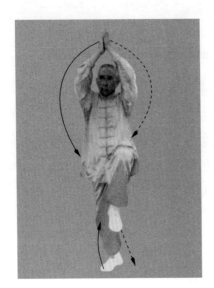

圖 81

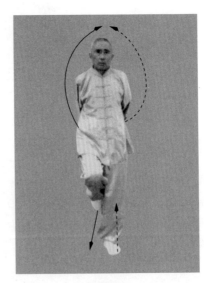

圖 82

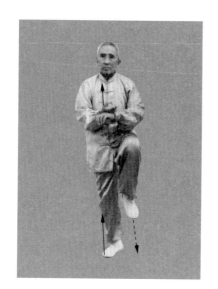

圖 83

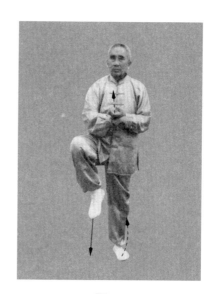

圖 84

第十九式 降 壓

【口令】：

1. 雙手摟抱後腦勺，拇指按壓風池穴。防治眩暈頸椎病，降壓降脂氣血和。

2. 雙手摟抱後腦勺，拇指按壓風池穴。左右搖轉防頸病，降壓降脂氣血和。

【動作】：

1. 在動作上以頸為軸，前傾後仰左歪右扭。每進行一拍拇指按壓一次。見圖85～圖90。

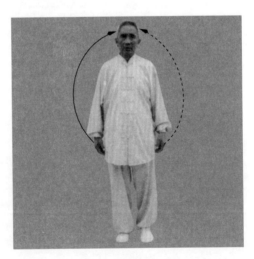

圖 85

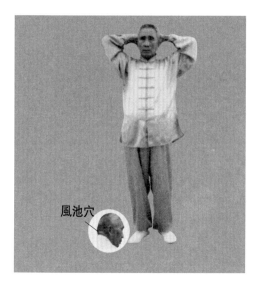

風池穴

圖 86

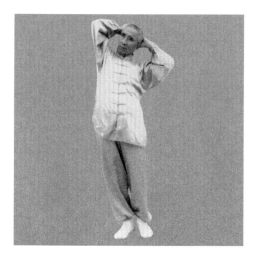

圖 87

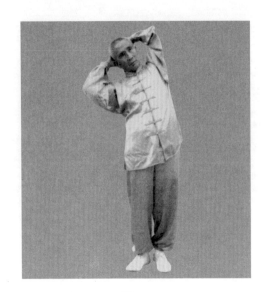

圖 88

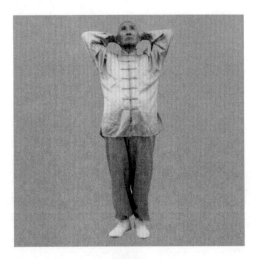

圖 89

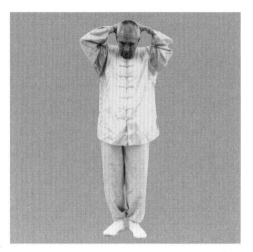

圖 90

　　2. 在動作上以頸為軸，從左向右旋轉一周，再從右向左旋轉一周，左右旋轉共四周。風池穴在枕骨粗隆凹陷處乳突之間，一拍按壓一次。風池穴是風寒入侵的要衝，主治降低血壓、血脂，眩暈、傷風感冒、頸椎病等。見圖91～圖94。

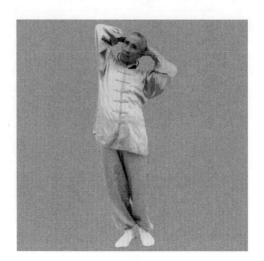

圖 91

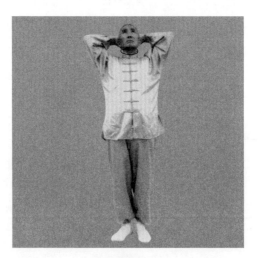

圖 92

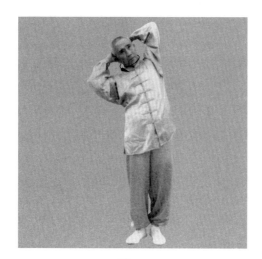

圖 93

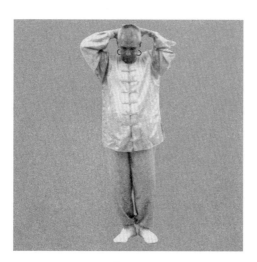

圖 94

第二十式　點面穴

【口令】：

　　1.面部四穴八指點，太陽聽宮健耳眼。頰車迎香齒鼻固，堅持點按功效顯。

　　2.面部四穴八指點，太陽聽宮健耳眼。頰車迎香齒鼻固，堅持點按功效顯。

【動作】：

　　左右拇指點按頰車穴（在下額角前上方，橫指咬牙時咬肌隆起處），食指點按聽宮穴（張口時在耳屏正中前凹陷處），中指點按太陽穴（在眼外角及眉梢中間外側約 1 寸凹陷處），無名指點迎香穴（在兩鼻翼外沿溝中央凹陷處）。見圖 95、圖 96。

【機理】：

　　以上四穴為五官的要穴，頰車主治口腔及牙病；聽宮防治耳聾、耳鳴等耳部疾患；太陽穴防治眼疾及頭疼頭暈病、疏解頭風、清熱明目；迎香防治鼻塞、鼻炎等鼻部疾病。每進行一拍八指同時按一次。

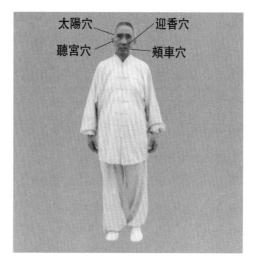

太陽穴　　迎香穴
聽宮穴　　頰車穴

圖 95

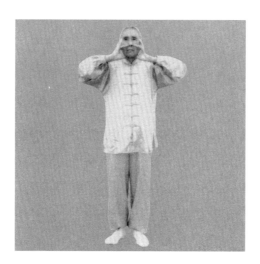

圖 96

第二十一式　梳頭洗面

【口令】：

1.雙掌捧腮向上搓，搓到髮際向後梳。搓面美容抗衰老，梳頭醒腦烏髮多。

2.雙掌捧腮向上搓，搓到髮際向後梳。搓面美容抗衰老，梳頭醒腦烏髮多。

【動作】：

雙手掌魚際處捧托下頦，手掌用力從下朝上徐徐上搓到髮際，雙手指交叉，用手心由前向後、向下徐徐梳到後頸，再反覆進行。見圖97～圖99。

【機理】：

搓面可調整血壓，醒腦明目，防眩暈、消疲勞、除皺紋、袪壽斑、美容、抗衰老。梳頭透過摩擦產生電感應，刺激末梢神經毛細血管，腦動脈舒展、鬆弛，改善腦部氧氣和營養的新陳代謝。使頭腦清醒，提高思維記憶能力，遲緩頭髮變白或脫髮衰老。

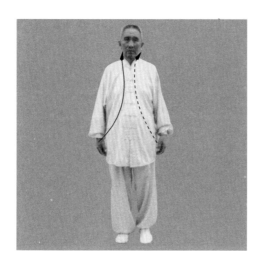

圖 97

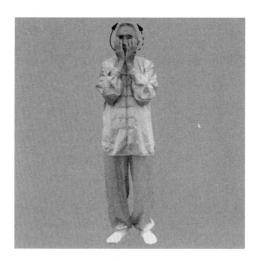

圖 98

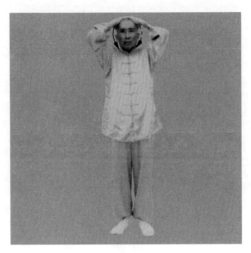

圖99

第二十二式 抬步走

【口令】：

1. 雙臂互甩上下游，兩腳踏步原地留。右轉肢體關節壯，運動全身氣血流。

2. 雙臂互甩上下游，兩腳踏步原地留。左轉肢體關節壯，運動全身氣血流。

【動作】：

1. 左腳起步，右臂向前上方甩過頭，左臂向後下游，如此左右臂反覆上甩下游，每一段

終了向右轉身，四段共轉身一周。見圖 100～圖 104。

2. 動作同上式上下游步，每段向左轉身，四段共轉身一周。見圖 105～圖 108。

【機理】：

原地轉圈甩動雙臂，改善大腦神經系統功能，促進血液循環，使氣血運行至末梢神經，並防止手足麻木。

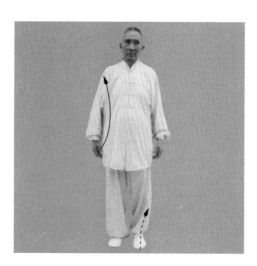

圖 100

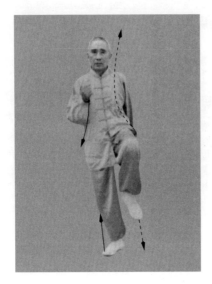

圖 101

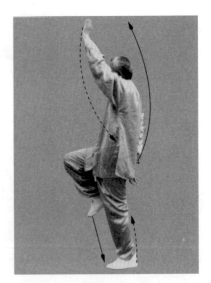

圖 102

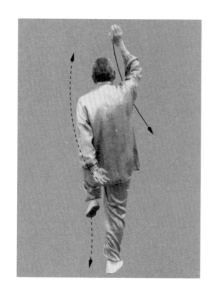

圖 103

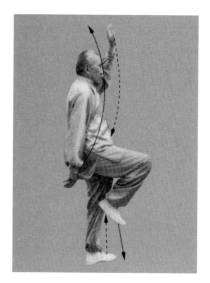

圖 104

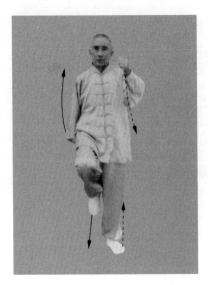

圖 105

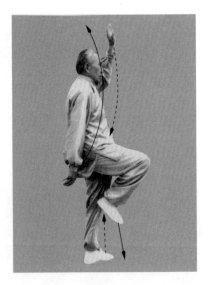

圖 106

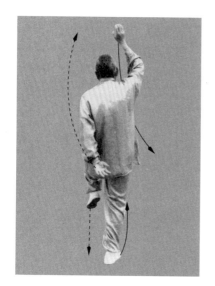

圖 107

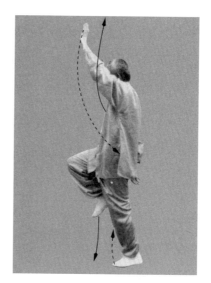

圖 108

第二十三式　舞　步

【口令】：

1. 左腳向左七步甩，右腿右移左腳擺。雙臂順勢圓圈舞，舒展肢體見風采。

2. 右腳向右七步甩，左腿左移右腳擺。雙臂順勢圓圈舞，舒展肢體見風采。

【動作】：

左腳向左橫半步，右腳緊跟半步；同時，雙臂在左側由下而上畫圓，一字一舞一拍，最後一拍右腳向左甩出，左腳同時跳起。第二段右腳向右一橫步；同時雙臂在右側由下向左、向上畫圓，到最後一拍左腳向右甩出，如此反覆。見圖109～圖115。

【機理】：

橫步四肢擺動及雙臂畫圓，是調整四腳橫向運動的伸展補充。

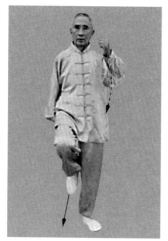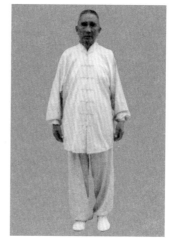

圖 109

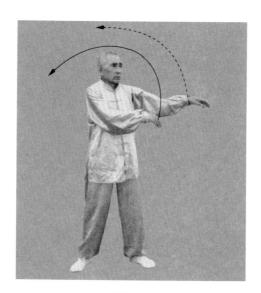

圖 110

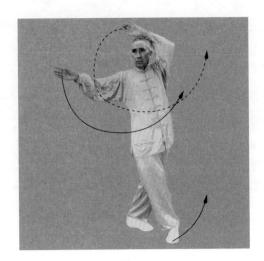

圖 111

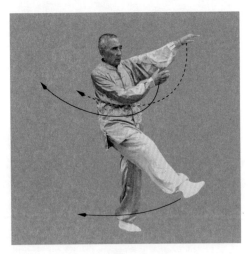

圖 112

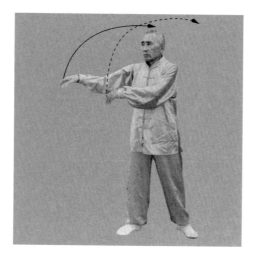

圖 113

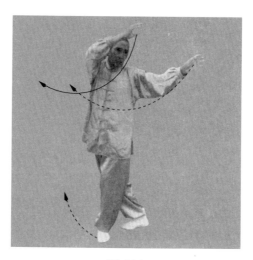

圖 114

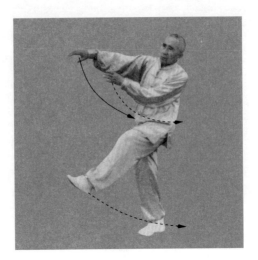

圖 115

第二十四式　交換步

【口令】：

1. 雙臂左右交換按，前進後退輪流換。運動手腕肩臂力，肢體疲憊即消散。

2. 雙臂左右交換按，前進後退輪流換。運動手腕肩臂力，肢體疲憊即消散。

【動作】：

左腿向右蓋步；同時，兩臂向左側雙手下按，手心朝下。下一節隨口令向反方向進行，

即右腿向左蓋步，同時兩臂向右側雙手下按，
手心朝下。見圖 116～圖 124。

【機理】：

兩腿交叉蓋步，兩臂左右下按，前進後退
等動作都是調整和彌補在上述運動中的不足，
從而恢復全身機體功能正常運行。

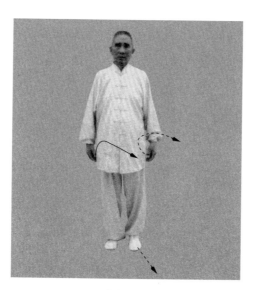

圖 116

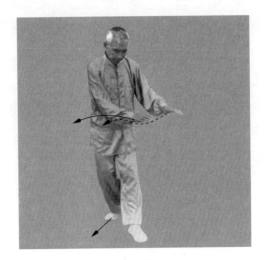

圖 117

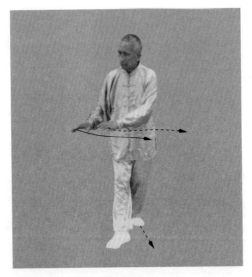

圖 118

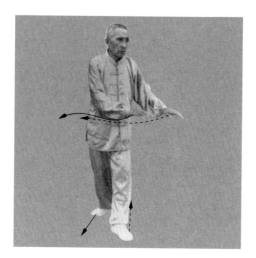

圖 119

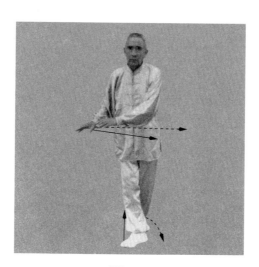

圖 120

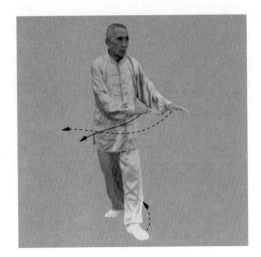

圖 121

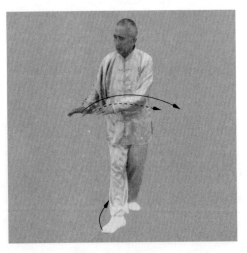

圖 122

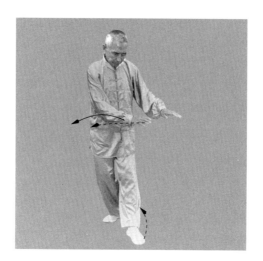

圖 123

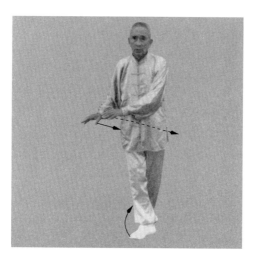

圖 124

第二十五式　拍腎俞

【口令】：

1. 騎馬姿勢似虎威，風市腎俞雙手拍。強筋益髓關節利，壯腰固本防腎虧。

2. 騎馬姿勢似虎威，風市腎俞雙手拍。強筋益髓關節利，壯腰固本防腎虧。

【動作】：

兩腿下蹲似騎馬姿勢，雙掌同時拍打風市穴（在兩大腿外側雙臂下中指尖到達處）及腎俞穴（在背後第二腰椎旁開 1.5 寸）。見圖 125～圖 129。

【機理】：

風市穴主治腰腿痛、中風、下肢麻木。腎俞穴調腎氣、益精髓、壯腰脊、明耳目。

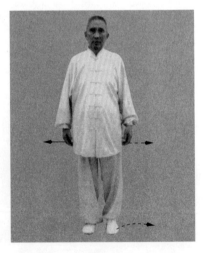

圖 125

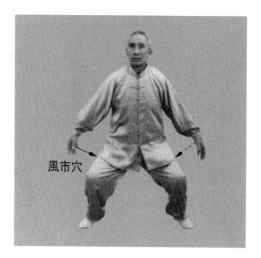

風市穴

圖 126

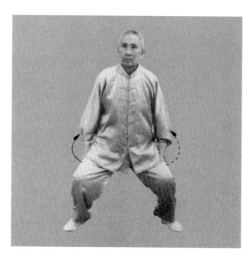

圖 127

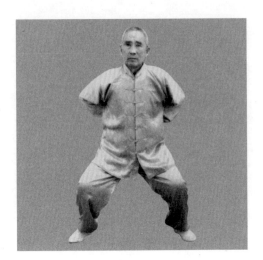

圖 128

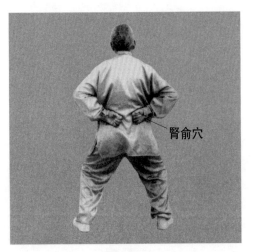

腎俞穴

圖 129

第二十六式　舞雙手

【口令】：

1. 雙臂平肩舞雙手，兩腳起伏原地走。調整運動身輕鬆，心情舒暢精神抖。

2. 雙臂平肩舞雙手，兩腳起伏原地走。調整運動身輕鬆，心情舒暢精神抖。

【動作】：

兩臂左右平肩曲線搖擺，左右腳輪換起伏，腳尖點地。見圖 130～圖 132。

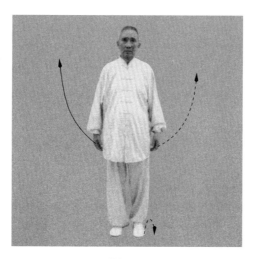

圖 130

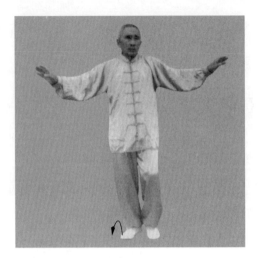

圖 131

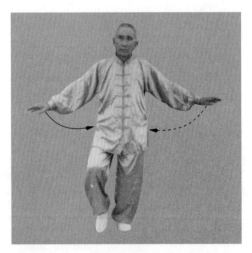

圖 132

【機理】：

在上述各套動作即將結束前，對全身各關節、部位做整體復原調整，達到全身輕鬆、心情舒暢的目的。

第二十七式　捧　腹

【口令】：

1. 十指交叉捧下腹，全身顫抖膝伸縮。調整臟腑理脾胃，減肥消食心情舒。

2. 十指交叉捧下腹，全身顫抖膝伸縮。調整臟腑理脾胃，減肥消食心情舒。

【動作】：

全身放鬆，雙手十指交叉托捧下腹並上提，兩腿膝蓋上下顫顛，同時隨顫抖頻率叩齒（上牙叩打下牙）。見圖 133、圖 134。

【機理】：

帶動全身顫抖，使全身氣血平衡復位，同時對五臟六腑進行調整，防治腸胃病，起到消食、化脂、減肥功效。

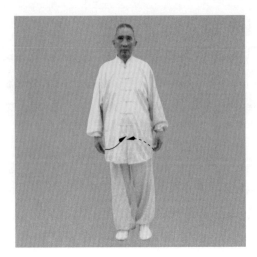

圖133

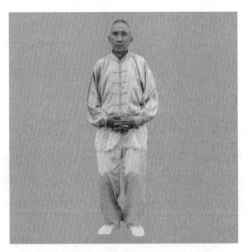

圖134

第二十八式　調　整

【口令】：

1.長壽健身操可貴，易學易懂人人會。堅持鍛鍊身體好，身強體壯到百歲。

2.長壽健身操可貴，易學易懂人人會。堅持鍛鍊身體好，身強體壯到百歲。

【動作】：

1.全身放鬆，兩腿微彎曲，上下抖動，同時雙肩上聳下縮，並帶動全身上下顫抖。見圖135～圖137。

2.按儀仗隊步伐原地抬步走，兩臂互甩於下腹前，雄赳赳地原地踏步。見圖138～圖142。

【機理】：

1.全身抖動可以調整全身諸關節、經絡、氣血、肌肉等的平衡，恢復機體正常運行。

2.演練後，獲得心情舒暢、精神煥發、心曠神怡、興高采烈的感覺，以原地大踏步結束全套長壽健身操。

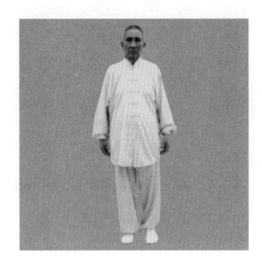

圖 135

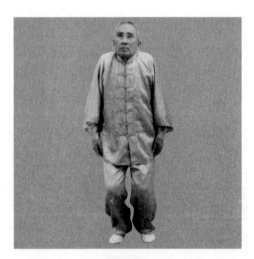

圖 136

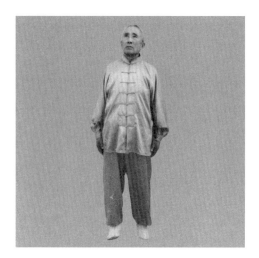

圖 137

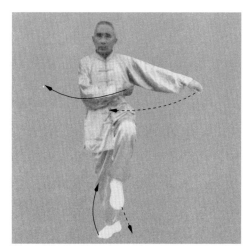

圖 138

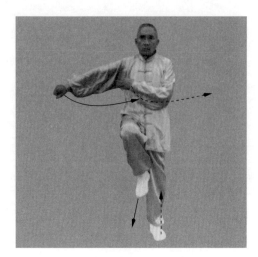

圖 139

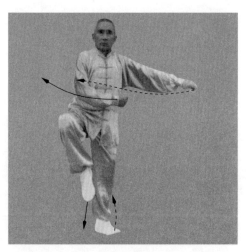

圖 140

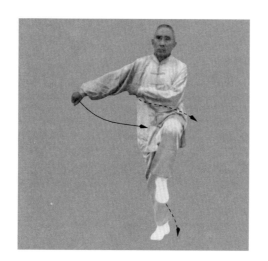

圖 141

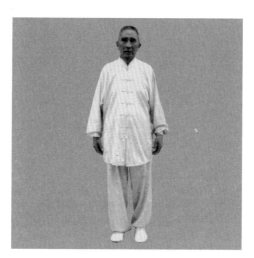

圖 142

大展出版社有限公司
品冠文化出版社
圖書目錄

地址：台北市北投區(石牌)
致遠一路二段 12 巷 1 號
郵撥：01669551＜大展＞
19346241＜品冠＞

電話：(02) 28236031
28236033
28233123
傳真：(02) 28272069

·熱門新知· 品冠編號 67

1.	圖解基因與 DNA	（精）	中原英臣主編	230 元
2.	圖解人體的神奇	（精）	米山公啟主編	230 元
3.	圖解腦與心的構造	（精）	永田和哉主編	230 元
4.	圖解科學的神奇	（精）	鳥海光弘主編	230 元
5.	圖解數學的神奇	（精）	柳谷晃著	250 元
6.	圖解基因操作	（精）	海老原充主編	230 元
7.	圖解後基因組	（精）	才園哲人著	230 元
8.	圖解再生醫療的構造與未來		才園哲人著	230 元
9.	圖解保護身體的免疫構造		才園哲人著	230 元

·生活廣場· 品冠編號 61

1.	366 天誕生星	李芳黛譯	280 元
2.	366 天誕生花與誕生石	李芳黛譯	280 元
3.	科學命相	淺野八郎著	220 元
4.	已知的他界科學	陳蒼杰譯	220 元
5.	開拓未來的他界科學	陳蒼杰譯	220 元
6.	世紀末變態心理犯罪檔案	沈永嘉譯	240 元
7.	366 天開運年鑑	林廷宇編著	230 元
8.	色彩學與你	野村順一著	230 元
9.	科學手相	淺野八郎著	230 元
10.	你也能成為戀愛高手	柯富陽編著	220 元
11.	血型與十二星座	許淑瑛編著	230 元
12.	動物測驗—人性現形	淺野八郎著	200 元
13.	愛情、幸福完全自測	淺野八郎著	200 元
14.	輕鬆攻佔女性	趙奕世編著	230 元
15.	解讀命運密碼	郭宗德著	200 元
16.	由客家了解亞洲	高木桂藏著	220 元

·女醫師系列· 品冠編號 62

1.	子宮內膜症	國府田清子著	200 元
2.	子宮肌瘤	黑島淳子著	200 元

3. 上班女性的壓力症候群　　　池下育子著　200元
4. 漏尿、尿失禁　　　　　　　中田真木著　200元
5. 高齡生產　　　　　　　　　大鷹美子著　200元
6. 子宮癌　　　　　　　　　　上坊敏子著　200元
7. 避孕　　　　　　　　　　　早乙女智子著　200元
8. 不孕症　　　　　　　　　　中村春根著　200元
9. 生理痛與生理不順　　　　　堀口雅子著　200元
10. 更年期　　　　　　　　　　野末悅子著　200元

・傳統民俗療法・品冠編號 63

1. 神奇刀療法　　　　　　　　潘文雄著　200元
2. 神奇拍打療法　　　　　　　安在峰著　200元
3. 神奇拔罐療法　　　　　　　安在峰著　200元
4. 神奇艾灸療法　　　　　　　安在峰著　200元
5. 神奇貼敷療法　　　　　　　安在峰著　200元
6. 神奇薰洗療法　　　　　　　安在峰著　200元
7. 神奇耳穴療法　　　　　　　安在峰著　200元
8. 神奇指針療法　　　　　　　安在峰著　200元
9. 神奇藥酒療法　　　　　　　安在峰著　200元
10. 神奇藥茶療法　　　　　　　安在峰著　200元
11. 神奇推拿療法　　　　　　　張貴荷著　200元
12. 神奇止痛療法　　　　　　　漆　浩　著　200元
13. 神奇天然藥食物療法　　　　李琳編著　200元

・常見病藥膳調養叢書・品冠編號 631

1. 脂肪肝四季飲食　　　　　　蕭守貴著　200元
2. 高血壓四季飲食　　　　　　秦玖剛著　200元
3. 慢性腎炎四季飲食　　　　　魏從強著　200元
4. 高脂血症四季飲食　　　　　薛輝著　200元
5. 慢性胃炎四季飲食　　　　　馬秉祥著　200元
6. 糖尿病四季飲食　　　　　　王耀獻著　200元
7. 癌症四季飲食　　　　　　　李忠著　200元
8. 痛風四季飲食　　　　　　　魯焰主編　200元
9. 肝炎四季飲食　　　　　　　王虹等著　200元
10. 肥胖症四季飲食　　　　　　李偉等著　200元
11. 膽囊炎、膽石症四季飲食　　謝春娥著　200元

・彩色圖解保健・品冠編號 64

1. 瘦身　　　　　　　　　　　主婦之友社　300元
2. 腰痛　　　　　　　　　　　主婦之友社　300元
3. 肩膀痠痛　　　　　　　　　主婦之友社　300元

4. 腰、膝、腳的疼痛　　　　　主婦之友社　300 元
5. 壓力、精神疲勞　　　　　　主婦之友社　300 元
6. 眼睛疲勞、視力減退　　　　主婦之友社　300 元

·心 想 事 成· 品冠編號 65

1. 魔法愛情點心　　　　　　　結城莫拉著　120 元
2. 可愛手工飾品　　　　　　　結城莫拉著　120 元
3. 可愛打扮 & 髮型　　　　　　結城莫拉著　120 元
4. 撲克牌算命　　　　　　　　結城莫拉著　120 元

·少 年 偵 探· 品冠編號 66

1. 怪盜二十面相　　（精）江戶川亂步著　特價 189 元
2. 少年偵探團　　　（精）江戶川亂步著　特價 189 元
3. 妖怪博士　　　　（精）江戶川亂步著　特價 189 元
4. 大金塊　　　　　（精）江戶川亂步著　特價 230 元
5. 青銅魔人　　　　（精）江戶川亂步著　特價 230 元
6. 地底魔術王　　　（精）江戶川亂步著　特價 230 元
7. 透明怪人　　　　（精）江戶川亂步著　特價 230 元
8. 怪人四十面相　　（精）江戶川亂步著　特價 230 元
9. 宇宙怪人　　　　（精）江戶川亂步著　特價 230 元
10. 恐怖的鐵塔王國　（精）江戶川亂步著　特價 230 元
11. 灰色巨人　　　　（精）江戶川亂步著　特價 230 元
12. 海底魔術師　　　（精）江戶川亂步著　特價 230 元
13. 黃金豹　　　　　（精）江戶川亂步著　特價 230 元
14. 魔法博士　　　　（精）江戶川亂步著　特價 230 元
15. 馬戲怪人　　　　（精）江戶川亂步著　特價 230 元
16. 魔人銅鑼　　　　（精）江戶川亂步著　特價 230 元
17. 魔法人偶　　　　（精）江戶川亂步著　特價 230 元
18. 奇面城的秘密　　（精）江戶川亂步著　特價 230 元
19. 夜光人　　　　　（精）江戶川亂步著　特價 230 元
20. 塔上的魔術師　　（精）江戶川亂步著　特價 230 元
21. 鐵人 Q　　　　　（精）江戶川亂步著　特價 230 元
22. 假面恐怖王　　　（精）江戶川亂步著　特價 230 元
23. 電人 M　　　　　（精）江戶川亂步著　特價 230 元
24. 二十面相的詛咒　（精）江戶川亂步著　特價 230 元
25. 飛天二十面相　　（精）江戶川亂步著　特價 230 元
26. 黃金怪獸　　　　（精）江戶川亂步著　特價 230 元

·武 術 特 輯· 大展編號 10

1. 陳式太極拳入門　　　　　　馮志強編著　180 元
2. 武式太極拳　　　　　　　　郝少如編著　200 元

3. 中國跆拳道實戰 100 例	岳維傳著	220 元
4. 教門長拳	蕭京凌編著	150 元
5. 跆拳道	蕭京凌編譯	180 元
6. 正傳合氣道	程曉鈴譯	200 元
8. 格鬥空手道	鄭旭旭編著	200 元
9. 實用跆拳道	陳國榮編著	200 元
10. 武術初學指南	李文英、解守德編著	250 元
11. 泰國拳	陳國榮著	180 元
12. 中國式摔跤	黃 斌編著	180 元
13. 太極劍入門	李德印編著	180 元
14. 太極拳運動	運動司編	250 元
15. 太極拳譜	清·王宗岳等著	280 元
16. 散手初學	冷 峰編著	200 元
17. 南拳	朱瑞琪編著	180 元
18. 吳式太極劍	王培生著	200 元
19. 太極拳健身與技擊	王培生著	250 元
20. 秘傳武當八卦掌	狄兆龍著	250 元
21. 太極拳論譚	沈 壽著	250 元
22. 陳式太極拳技擊法	馬 虹著	250 元
23. 三十四式太極拳劍	闞桂香著	180 元
24. 楊式秘傳 129 式太極長拳	張楚全著	280 元
25. 楊式太極拳架詳解	林炳堯著	280 元
26. 華佗五禽劍	劉時榮著	180 元
27. 太極拳基礎講座：基本功與簡化 24 式	李德印著	250 元
28. 武式太極拳精華	薛乃印著	200 元
29. 陳式太極拳拳理闡微	馬 虹著	350 元
30. 陳式太極拳體用全書	馬 虹著	400 元
31. 張三豐太極拳	陳占奎著	200 元
32. 中國太極推手	張 山主編	300 元
33. 48 式太極拳入門	門惠豐編著	220 元
34. 太極拳奇人奇功	嚴翰秀編著	250 元
35. 心意門秘籍	李新民編著	220 元
36. 三才門乾坤戊己功	王培生編著	220 元
37. 武式太極劍精華＋VCD	薛乃印編著	350 元
38. 楊式太極拳	傅鐘文演述	200 元
39. 陳式太極拳、劍 36 式	闞桂香編著	250 元
40. 正宗武式太極拳	薛乃印著	220 元
41. 杜元化＜太極拳正宗＞考析	王海洲等著	300 元
42. ＜珍貴版＞陳式太極拳	沈家楨著	280 元
43. 24 式太極拳＋VCD	中國國家體育總局著	350 元
44. 太極推手絕技	安在峰編著	250 元
45. 孫祿堂武學錄	孫祿堂著	300 元
46. ＜珍貴本＞陳式太極拳精選	馮志強著	280 元
47. 武當趙堡太極拳小架	鄭悟清傳授	250 元

48. 太極拳習練知識問答　　　　　　邱丕相主編　220元
49. 八法拳 八法槍　　　　　　　　　武世俊著　220元
50. 地趟拳＋VCD　　　　　　　　　張憲政著　350元
51. 四十八式太極拳＋DVD　　　　楊　靜演示　400元
52. 三十二式太極劍＋VCD　　　　楊　靜演示　300元
53. 隨曲就伸 中國太極拳名家對話錄　余功保著　300元
54. 陳式太極拳五功八法十三勢　　闞桂香著　200元
55. 六合螳螂拳　　　　　　　　　劉敬儒等著　280元
56. 古本新探華佗五禽戲　　　　　劉時榮編著　180元
57. 陳式太極拳養生功＋VCD　　　　陳正雷著　350元
58. 中國循經太極拳二十四式教程　李兆生著　300元
59. ＜珍貴本＞太極拳研究　　　唐豪・顧留馨著　250元
60. 武當三豐太極拳　　　　　　　　劉嗣傳著　300元
61. 楊式太極拳體用圖解　　　　　崔仲三編著　400元
62. 太極十三刀　　　　　　　　　張耀忠編著　230元
63. 和式太極拳譜＋VCD　　　　　和有祿編著　450元
64. 太極內功養生術　　　　　　　　關永年著　300元
65. 養生太極推手　　　　　　　　黃康輝編著　280元
66. 太極推手祕傳　　　　　　　　安在峰編著　300元
67. 楊少侯太極拳用架真詮　　　　　李璉編著　280元
68. 細說陰陽相濟的太極拳　　　　　林冠澄著　350元
69. 太極內功解祕　　　　　　　　祝大彤編著　280元
70. 簡易太極拳健身功　　　　　　　王建華著　200元
71. 楊氏太極拳真傳　　　　　　　　趙斌等著　380元
72. 李子鳴傳梁式直趟八卦六十四散手掌　張全亮編著　200元
73. 炮捶 陳式太極拳第二路　　　　顧留馨著　330元

・彩色圖解太極武術・ 大展編號 102

1. 太極功夫扇　　　　　　　　　李德印編著　220元
2. 武當太極劍　　　　　　　　　李德印編著　220元
3. 楊式太極劍　　　　　　　　　李德印編著　220元
4. 楊式太極刀　　　　　　　　　　王志遠著　220元
5. 二十四式太極拳(楊式)＋VCD　李德印編著　350元
6. 三十二式太極劍(楊式)＋VCD　李德印編著　350元
7. 四十二式太極劍＋VCD　　　　李德印編著　350元
8. 四十二式太極拳＋VCD　　　　李德印編著　350元
9. 16 式太極拳 18 式太極劍＋VCD　崔仲三著　350元
10. 楊氏 28 式太極拳＋VCD　　　　趙幼斌著　350元
11. 楊式太極拳 40 式＋VCD　　　　宗維潔編著　350元
12. 陳式太極拳 56 式＋VCD　　　　黃康輝等著　350元
13. 吳式太極拳 45 式＋VCD　　　　宗維潔編著　350元
14. 精簡陳式太極拳 8 式、16 式　　黃康輝編著　220元
15. 精簡吳式太極拳＜36 式拳架・推手＞　柳恩久主編　220元

16. 夕陽美功夫扇　　　　　　　　李德印著　220元
17. 綜合 48 式太極拳＋VCD　　　竺玉明編著　350元
18. 32 式太極拳（四段）　　　　　宗維潔演示　220元

・國際武術競賽套路・大展編號 103

1. 長拳　　　　　　　　　　　李巧玲執筆　220元
2. 劍術　　　　　　　　　　　程慧琨執筆　220元
3. 刀術　　　　　　　　　　　劉同為執筆　220元
4. 槍術　　　　　　　　　　　張躍寧執筆　220元
5. 棍術　　　　　　　　　　　殷玉柱執筆　220元

・簡化太極拳・大展編號 104

1. 陳式太極拳十三式　　　　　陳正雷編著　200元
2. 楊式太極拳十三式　　　　　楊振鐸編著　200元
3. 吳式太極拳十三式　　　　　李秉慈編著　200元
4. 武式太極拳十三式　　　　　喬松茂編著　200元
5. 孫式太極拳十三式　　　　　孫劍雲編著　200元
6. 趙堡太極拳十三式　　　　　王海洲編著　200元

・導引養生功・大展編號 105

1. 疏筋壯骨功＋VCD　　　　　張廣德著　350元
2. 導引保建功＋VCD　　　　　張廣德著　350元
3. 頤身九段錦＋VCD　　　　　張廣德著　350元
4. 九九還童功＋VCD　　　　　張廣德著　350元
5. 舒心平血功＋VCD　　　　　張廣德著　350元
6. 益氣養肺功＋VCD　　　　　張廣德著　350元
7. 養生太極扇＋VCD　　　　　張廣德著　350元
8. 養生太極棒＋VCD　　　　　張廣德著　350元
9. 導引養生形體詩韻＋VCD　　張廣德著　350元
10. 四十九式經絡動功＋VCD　　張廣德著　350元

・中國當代太極拳名家名著・大展編號 106

1. 李德印太極拳規範教程　　　李德印著　550元
2. 王培生吳式太極拳詮真　　　王培生著　500元
3. 喬松茂武式太極拳詮真　　　喬松茂著　450元
4. 孫劍雲孫式太極拳詮真　　　孫劍雲著　350元
5. 王海洲趙堡太極拳詮真　　　王海洲著　500元
6. 鄭琛太極拳道詮真　　　　　鄭琛著　450元

國家圖書館出版品預行編目資料

二十八式長壽健身操／劉時榮 編著
——初版，——臺北市，大展，2005〔民94〕
面；21公分，——（中國古代健身功法；3）
ISBN 957-468-408-3（平裝）

1.氣功 2.運動與健康

411.12　　　　　　　　　　　　　94015047

【版權所有・翻印必究】

二十八式長壽健身操　　ISBN 957-468-408-3

編　　著／劉 時 榮
責任編輯／白　　豔
發 行 人／蔡 森 明
出 版 者／大展出版社有限公司
社　　址／台北市北投區（石牌）致遠一路2段12巷1號
電　　話／（02）28236031・28236033・28233123
傳　　眞／（02）28272069
郵政劃撥／01669551
網　　址／www.dah-jaan.com.tw
E-mail／service@dah-jaan.com.tw
登 記 證／局版臺業字第2171號
承 印 者／高星印刷品行
裝　　訂／建鑫印刷裝訂有限公司
排 版 者／弘益電腦排版有限公司
授 權 者／北京人民體育出版社
初版1刷／2005年（民94年）10月

定　價／180元

●本書若有破損、缺頁敬請寄回本社更換●

推理文學經典巨著，中文版正式授權

名偵探明智小五郎與怪盜的挑戰與鬥智
名偵探柯南、金田一都讚嘆不已

日本推理小說鼻祖－江戶川亂步

1894年10月21日出生於日本三重縣名張〈現在的名張市〉。本名平井太郎。
就讀於早稻田大學時就曾經閱讀許多英、美的推理小說。
畢業之後曾經任職於貿易公司，也曾經擔任舊書商、新聞記者等各種工作。
1923年4月，在『新青年』中發表「二錢銅幣」。
筆名江戶川亂步是根據推理小說的始祖艾德嘉・亞藍波而取的。
後來致力於創作許多推理小說。
1936年配合「少年俱樂部」的要求所寫的『怪盜二十面相』極受人歡迎，
陸續發表『少年偵探團』、『妖怪博士』共26集……等
適合少年、少女閱讀的作品。

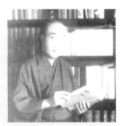 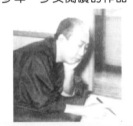 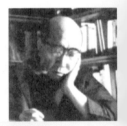

1 ～ 3 集　定價300元　試閱特價189元

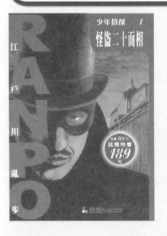 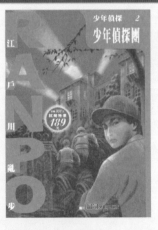 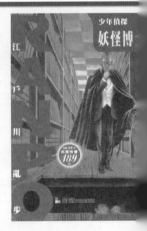

一億人閱讀的暢銷書！

4 ～ 26 集　定價300元　特價230元

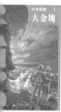 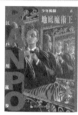 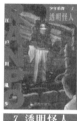 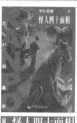 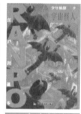

4.大金塊　　5.青銅魔人　　6.地底魔術王　　7.透明怪人　　8.怪人四十面相　　9.宇宙怪人

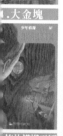 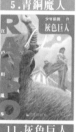 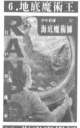 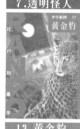 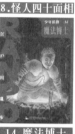 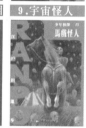

怖的鐵塔王國　11.灰色巨人　12.海底魔術師　13.黃金豹　14.魔法博士　15.馬戲怪人

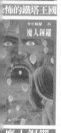 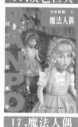 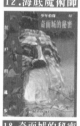 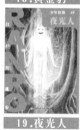 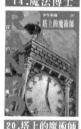 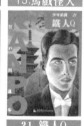

魔人銅鑼　　17.魔法人偶　18.奇面城的秘密　19.夜光人　20.塔上的魔術師　21.鐵人Q

 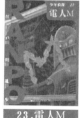 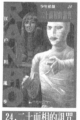 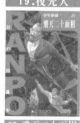 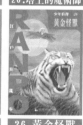 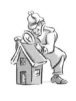

面恐怖王　　23.電人M　24.二十面相的詛咒　25.飛天二十面相　26.黃金怪獸

品冠文化出版社

地址：臺北市北投區
　　　致遠一路二段十二巷一號
電話：〈02〉28233123
郵政劃撥：19346241